Tc $^{23}_{259}$

LE MÉDECIN

DES

MALADIES SECRÈTES,

OU ART DE LES GUÉRIR

SOI-MÊME.

PAR LE DOCTEUR CH. ALBERT.

Médecin de la faculté de Paris, maître en pharmacie, ex-pharmacien des hôpitaux de la ville de Paris, professeur de médecine et de botanique, membre de plusieurs sociétés savantes, auteur de divers ouvrages de médecine, inventeur du VIN DE SALSEPAREILLE, et du BOL D'ARMÉNIE, purifié et dulcifié, breveté d'invention par le Gouvernement français, honoré de médailles et récompenses nationales, etc, etc.

QUATRIÈME ÉDITION.

PRIX : 1 FR.

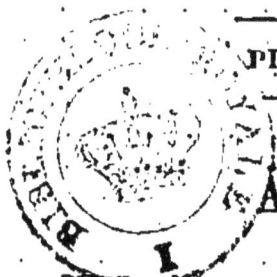

À PARIS

CHEZ L'AUTEUR, MÉDECIN CONSULTANT,

Rue Montorgueil, n. 21,

Et chez les principaux libraires de la France et de l'étranger.

1835

TABLE DES MATIÈRES.

INTRODUCTION.

Les maladies secrètes ont ordinairement leur siége sur des organes de la plus haute importance. Elles exposent à tant de dangers, elles peuvent entraîner de si graves conséquences, non seulement pour la santé de ceux qui en sont atteints, mais encore pour leur génération, qu'on a lieu d'être surpris qu'un si petit nombre de médecins se soient adonnés exclusivement à leur étude. C'est sans doute pour cette raison que leur traitement est resté fort au-dessous de celui des autres maladies, et qu'il n'a fait aucun progrès sensible depuis plus de trois siècles, puisque les remèdes qu'on employait dans ces tems reculés, contre les maladies secrètes, sont ceux qu'on emploie encore aujourd'hui.

Faut-il donc s'étonner que le traitement de ces maladies soit devenu pour ainsi dire le domaine des empiriques et des charlatans, qui, sans la moindre connaissance de l'art médical, et sans titre légal, osent s'ériger en arbitres de la santé et de la vie de leurs semblables. Nous nous estimerons heureux, et nous nous trouverons amplement dédommagé de nos longues études et de nos laborieuses recherches, si nous avons pu arracher quelques victimes aux piéges que leur tendent de toutes parts l'impéritie et la cupidité.

ORIGINE DES MALADIES SECRÈTES.

Les auteurs qui ont écrit récemment sur les maladies secrètes, ne sont pas d'accord sur leur origine. Les uns la font remonter jusqu'aux tems les plus éloignés ; les autres la font dater seulement de la découverte de l'Amérique. Cette diversité d'opinions n'aurait pas eu lieu, si ces médecins s'étaient livrés à des recherches plus scrupuleuses et plus approfondies sur les descriptions des maladies des parties génitales, données par les anciens écrivains. Ils y auraient reconnu que la gonorrhée et autres écoulemens contagieux existaient dès la plus haute antiquité, tandis que les véritables symptômes vénériens ne s'y trouvent point mentionnés. Ces derniers sont donc les seuls qu'on puisse regarder avec raison comme originaires d'Amérique, et réellement importés de cette partie du monde par les compagnons du célèbre navigateur Christophe Colomb. Nous ne nous serions pas arrêté sur cette distinction qui doit mettre un terme aux discussions élevées depuis si longtems sur l'origine des maladies secrètes, si elle ne s'accordait avec la division que nous avons établie entr'elles : division qui, comme nous allons le démontrer bientôt, est d'une haute importance, relativement à leur traitement.

OPINION DES MÉDECINS SUR LA GONORRHÉE.

Pendant plusieurs siècles, les médecins persuadés que la gonorrhée dépendait du virus vénérien, lui ont opposé des remèdes destinés à détruire ce principe morbifique.

Comme ces moyens avaient pour base le mercure, ils avaient non seulement l'inconvénient d'assujétir les malades à un traitement long, mais encore de les exposer à une foule de dangers. Tout le monde sait que ce minéral pénètre avec une étonnante facilité dans nos organes, et que, par son séjour, il donne lieu aux accidens les plus variés et les plus formidables.

Les médecins modernes, frappés des funestes effets qui résultaient si fréquemment des traitemens mercuriels, furent forcés d'y renoncer. Alors les malades furent réduits à l'alternative : ou d'abandonner l'écoulement à lui-même, ou de l'arrêter brusquement par des injections astringentes, ou par des répercussifs pris à l'intérieur. Dans le premier cas, il survenait souvent un relâchement du canal de l'urètre, un écoulement chronique interminable, la perte de la semence, la paralysie du membre viril, l'impuissance, etc.; dans le second, des spasmes au col de la vessie, des rétrécissemens de l'urètre, des rétentions d'urine, etc. A l'aide du Bol d'Arménie purifié et dulcifié, tous ces accidens sont prévenus, et on parvient promptement à une guérison radicale.

DIVISION DES MALADIES SECRÈTES.

Il était réservé à notre époque de prouver, par les expériences les plus convainquantes, que la gonorrhée, *sans complications*, est indépendante du virus vénérien, et qu'elle ne doit pas être comprise dans la catégorie déjà trop nombreuse des affections syphilitiques dont nous indiquerons plus loin le traitement spécial. C'est un service immense que les progrès de la médecine moderne et expérimentale ont rendu à l'humanité; nous nous estimons heureux d'y avoir puissamment contribué, et d'avoir définitivement établi entre deux maladies aussi distinctes par leur nature que par leur traitement, une séparation déjà féconde en heureux résultats.

Ainsi, il est bien démontré aujourd'hui que les maladies secrètes forment deux grandes classes : l'une comprend, sous le nom de gonorrhée ou blennorrhagie, les divers écoulemens qui ont lieu par les parties génitales des deux sexes, et que, chez la femme, on désigne vulgairement sous le nom de leucorrhée ou fleurs blanches; l'autre renferme tous les symptômes qui doivent leur existence au virus syphilitique, tels que chancres, ulcères, poulains, végétations, douleurs vénériennes, gonflement et carie des os, etc. ON NE DEVRA DONC PLUS DÉSORMAIS, POUR DE SIMPLES ÉCOULEMENS, SOUMETTRE LES MALADES A UN TRAITEMENT MERCURIEL OU VÉGÉTAL (1), DONT LES MOIN-

---

(1) M. de L. lieutenant-colonel avait été plusieurs fois atteint de la gonorrhée. On lui avait administré pour cette affection diverses préparations mercurielles. Il était depuis

DRES INCONVÉNIENS SONT DE DÉBILITER LES ORGANES ET D'EXPOSER A DES ÉCOULEMENS INTERMINABLES ; A DES COARCTATIONS DU CANAL DE L'URÈTRE, ETC.

MANIÈRE DONT QUELQUES MÉDECINS TRAITENT ENCORE AUJOURD'HUI LA GONORRHÉE.

Quelques médecins, nous le disons à regret, sont demeurés étrangers à ce perfectionnement introduit dans cette partie de l'art de guérir, et sont encore restés au grand préjudice des malades, asservis à

---

resté sujet à une faiblesse et à un tremblement des membres, et néanmoins son écoulement n'était qu'imparfaitement guéri, car il se reproduisait aux moindres causes d'échauffement. Aussi arriva-t-il qu'il le communiqua à son épouse.

Ils eurent alors recours à plusieurs reprises à des traitemens végétaux qui ne conviennent qu'à des accidens vénériens ; et qui par conséquent laissèrent la maladie s'enraciner de plus en plus. Le Bol d'Arménie fut administré, et opéra la guérison ; Madame de L. se trouva en outre débarrassée de maux cruels d'estomac qui provenaient des remèdes antisyphilitiques, et elle recouvra en peu de tems la fraîcheur et l'embonpoint qu'elle avait perdus.

l'ancienne routine. D'autres, éclairés par l'expérience et la raison, mais manquant du tems nécessaire pour se livrer à des recherches suffisantes sur les propriétés de quelques médicamens spéciaux, se sont trouvés réduits à employer ceux dont l'art était depuis longtems en possession, malgré les inconvéniens qu'on leur avait reprochés. C'est ainsi que le styrax, la potion de Chopart, les diverses mixtures et opiats, et plusieurs autres préparations, furent tour à tour employées pour combattre la gonorrhée. La saveur affreuse de la plupart de ces compositions ne fait que trop présager les effets qui peuvent en résulter. Combien de fois ces drogues incendiaires n'ont-elles pas produit des irritations nerveuses, des inflammations de l'estomac et des intestins, des vomissemens opiniâtres, des diarrhées rebelles, la perte complète des facultés digestives, quelquefois même une métastase mortelle (1).

_____

(1) M. N. dans un voyage qu'il fit à Paris, contracta une gonorrhée. Voulant en être débarrassé avant de rentrer dans son ménage, il pria instamment le médecin auquel il s'adressa de lui prescrire un remède prompt. Celui-ci lui or-

BOL D'ARMÉNIE BREVETÉ DU GOU-VERNEMENT.

Dans cet état de choses, j'ai pensé que je pourrais me rendre utile à l'humanité souffrante, en consacrant ma vie à la recherche d'un remède contre une maladie aussi fréquente, et qui, outre les accidens graves auxquels elle expose, jouit du funeste privilège de se communiquer par le contact, de porter le trouble et la désolation dans les familles, et quelquefois de transmettre aux enfans une vie souillée dans son principe,

donna le styrax, qui, au bout de quatre jours, n'avait produit aucune amélioration. La potion de Chopart fut alors administrée. L'écoulement diminua de moitié en deux jours; mais il se manifesta une vive irritation gastro-intestinale, accompagnée d'une forte fièvre, nausées, vomissemens, coliques presque continuelles, faiblesse extrême, syncopes, sueurs froides et autres symptômes alarmants. Dans cet état, le malade réclama nos soins. Il fut soumis à une diète sévère et au traitement tempérant; sangsues sur le ventre, cataplasmes, fomentations émollientes. Nous fûmes assez heureux pour voir les accidens céder peu à peu. L'écoulement qui n'avait jamais entièrement disparu, s'accrut pendant la convalescence qui fut longue. Dès que les fonctions digestives furent bien rétablies, nous lui conseillâmes le Bol d'Arménie. Huit jours après, il était parfaitement guéri.

et de les rendre ainsi victimes de fautes auxquelles ils n'ont point participé.

Plusieurs médecins, profondément ins-truits sur ces affections par une longue expérience au sein des hôpitaux destinés à leur traitement, ont bien voulu s'associer à mes travaux. Parmi le grand nombre de substances qui ont été l'objet de nos expé-riences chimiques et médicales, le Bol d'Ar-ménie, reconnu depuis longtems pour jouir de propriétés toniques et astringentes, nous a fourni les résultats les plus avan-tageux : mais nous ne les avons obtenus qu'après l'avoir débarrassé, par des procédés longs et difficiles, de toutes les matières hé-térogènes qui altèrent sa pureté, et avoir réduit ses élémens dans des proportions constantes et régulières.

Le Bol d'Arménie ainsi préparé, agit d'une manière douce, certaine et identique. Le haut degré de perfection auquel nous avons porté la purification et la dulcification de cette précieuse substance, et sa supé-riorité incontestable sur tous les moyens connus jusqu'à ce jour, nous a valu un bre-vet d'invention du gouvernement français.

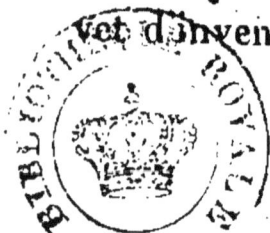

PROPRIÉTÉS DU BOL D'ARMÉNIE PURIFIÉ ET DULCIFIÉ.

De l'aveu des médecins les plus célèbres, le Bol d'Arménie purifié et dulcifié, est le remède le plus prompt, le plus sûr, le plus doux, le plus héroïque contre la gonorrhée. Son action est tellement exempte de tout danger, que des personnes de la plus faible complexion, ou qui ont la poitrine délicate en font usage, non seulement sans inconvénient, mais encore avec un avantage marqué sous le rapport général de la santé. Comme il fortifie l'estomac, il est un des meilleurs remèdes contre les fleurs blanches. Nous pouvons donc nous glorifier d'avoir enfin fait disparaître du traitement de la gonorrhée, le mercure, et tant d'autres médicamens déjà abandonnés d'un grand nombre de médecins, à cause de leurs dangereux effets.

PREMIÈRE CLASSE.

GONORRHÉE OU CHAUDEPISSE.

La gonorrhée que l'on désigne encore sous les noms de blennorrhagie, échauffement ;

chaudepisse, consiste chez les deux sexes
dans un écoulement qui a lieu par les parties génitales, d'une matière d'abord limpide,
puis jaunâtre ou verdâtre, et enfin blanchâtre
quand la maladie a duré un certain tems.
Les envies d'uriner sont plus fréquentes
que de coutume, et s'accompagnent d'une
chaleur brûlante, semblable à celle que
produirait un fer chaud en traversant le
canal de l'urètre.

Les symptômes de la gonorrhée peuvent
varier à l'infini, suivant les causes qui l'ont
produite, suivant le tempérament et les
dispositions du sujet et suivant les écarts de
régime auxquels il se livre. Quelquefois le
malade n'éprouve aucune douleur ; d'autres
fois il ressent une légère titillation en urinant ; dans d'autres cas, les douleurs sont
si vives qu'elles lui arrachent des cris.

Quelquefois la verge se raidit involon-
tairement, et se courbe pendant l'érection
qui est presque continuelle surtout pendant la nuit. Il en résulte des douleurs in-
tolérables qui privent le malade de sommeil
et de repos. Dans ce cruel état, désigné
sous le nom de chaudepisse cordée, il n'est

2

pas rare que la matière de l'écoulement prenne une teinte rouge, brunâtre ou livide, et même qu'il s'échappe du sang par le canal de l'urètre, en plus ou moins grande abondance. Dans ce cas, de même que quand l'irritation du canal de l'urètre est violente, les testicules, les aînes et les autres parties voisines deviennent d'une sensibilité extrême ; il survient des symptômes généraux, tels que perte d'appétit, nausées, fièvre inflammatoire, etc.

Chez les femmes, l'irritation qui accompagne cette affection est ordinairement moins vive et ne donne pas lieu à un aussi grand nombre d'accidens. Néanmoins lorsqu'elles négligent de la traiter convenablement, elle dégénère souvent en fleurs blanches qui délabrent l'estomac, épuisent les forces, minent la santé, et donnent lieu à tous les symptômes d'une vieillesse prématurée.

GONORRHÉE BATARDE OU BLENNORRHAGIE DU GLAND.

On désigne sous ce nom, le suintement qui s'établit quelquefois à la surface du

gland et à l'intérieur du prépuce. Ce suintement peut exister seul, ou simultanément
avec un écoulement par le canal de l'urètre.

Il arrive aussi quelquefois que chez la
femme, l'écoulement au lieu d'avoir lieu
par le vagin, n'existe qu'à la surface des
grandes et des petites lèvres.

Tous ces accidens proviennent des mêmes
causes que la gonorrhée simple, et se gué-
rissent comme elle par l'usage des Bols d'Arménie. Il est avantageux de recourir en
même tems à des lotions d'eau fraîche ou
additionnée de quelques gouttes d'extrait
de Saturne qu'on renouvelle plusieurs fois
par jour.

FLEURS BLANCHES.

On donne le nom de *fleurs blanches* ou
perles blanches, chez la femme, à un écoulement qui a lieu par les parties génitales,
et qui provient de l'intérieur de la matrice
ou du vagin.

Cet écoulement varie beaucoup pour la
couleur, la consistance et la quantité. Tantôt
il est blanc comme de la crème, d'autres
fois il est jaune ou verdâtre, quelquefois il

est clair et transparent comme du blanc
d'œuf. Il n'est pas rare qu'il se trouve mêlé
de granulations ou de flocons blanchâtres ou
grisâtres.

Souvent les fleurs blanches n'occasion-
nent point de douleur locale, cependant
lorsqu'elles ont de l'acrimonie, elles peuvent
causer des démangeaisons ou des cuissons
extrêmement vives.

Les symptômes qui accompagnent le plus
ordinairement les fleurs blanches ou qui en
sont la conséquence, sont des tiraillemens
et douleurs d'estomac, la perte des facultés
digestives, la flaccidité des chairs, la mai-
greur, la pâleur et la lividité du teint,
la débilité et la langueur générales, enfin
elles donnent lieu à la plupart des accidens
qui surviennent aux organes génitaux, tels
que engorgement, descente ou chûte de matrice, ulcères, polypes, squirrhes, can-
cers, etc.

Les fleurs blanches sont quelquefois la
suite de la gonorrhée ou blennorrhagie dont
les femmes négligent en général de se soigner
convenablement. Elles peuvent aussi pro-
venir des mauvaises qualités du sang,

du vice scrofuleux, du vice dartreux, du vice psorique ou gale dégénérée; d'autres fois elles sont le résultat de la masturbation, d'un mauvais régime, d'une alimentation insuffisante, de travail excessif, de veilles prolongées, d'une vie sédentaire, de chagrins, qui produisent d'abord l'appauvrissement puis la décomposition du sang.

Le plus ordinairement les fleurs blanches n'empêchent point les femmes de devenir mères et ne sont point contagieuses. Cependant elles prédisposent à l'avortement et on les a vu être une cause de stérilité. Elles peuvent aussi, sous l'influence de certaines causes, devenir âcres et corrosives au point de déterminer par le coït, la gonorrhée chez l'homme, ainsi que nous avons fréquemment occasion de l'observer.

Quand les fleurs blanches proviennent de la gonorrhée négligée ou imparfaitement guérie, elles cèdent à l'usage des Bols d'Arménie. (Voir pour la manière de les employer, page 18). Si au contraire elles dépendent de l'altération ou de la décomposition du sang, des scrofules ou humeurs froides, d'un principe dartreux, de

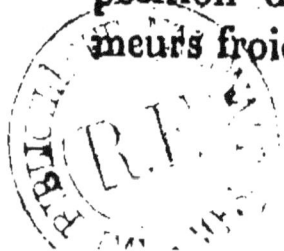

la gale répercutée ou dégénérée, on conçoit
que ce n'est qu'en détruisant la cause,
par conséquent en purifiant la masse du
sang, qu'on pourra en obtenir la guérison
radicale. Aucun moyen dans ce cas ne peut
être employé avec plus de succès que le vin
de salsepareille, qui par ses propriétés dé-
puratives est incomparablement au-dessus
de tous les remèdes préconisés jusqu'à ce
jour pour l'épuration du sang. Son usage
devra être continué pendant un tems propor-
tionné à l'ancienneté des accidens, et confor-
mément à l'instruction page 38. Dans les
cas peu graves 3 ou 4 flacons suffisent, mais
si la maladie est ancienne ou compliquée, si
la constitution est détériorée, il se peut qu'on
soit obligé d'employer 10 à 12 flacons. S'il
restait ensuite un peu d'écoulement, il ne
pourrait dépendre que de l'engorgement ou
du relâchement de la membrane muqueuse (1)

(1) Les femmes qui se trouvent dans cette circonstance, peuvent avec avantage associer à l'emploi du Bol d'Arménie, quelque injection tonique, et doivent les continuer l'un et l'autre
douze à quinze jours après la guérison. Les injections qui
réussissent le mieux, se préparent avec deux onces d'é-
corce de chêne fraîche ou sèche, et concassée que l'on fait
bouillir pendant un quart-d'heure, avec un verre de vin
rouge et trois verres d'eau.
Cn fait ordinairement les injections avec une seringue

et céderait inévitablement à l'action tonique du Bol d'Arménie.

INSTRUCTION POUR LE TRAITEMENT DE LA GONORRHÉE.

Lorsque la gonorrhée est récente et dans son état de simplicité, elle guérit radicalement et en peu de jours par l'emploi du Bol d'Arménie. Deux à trois boîtes suffisent ordinairement(1). Mais quand la gonorrhée est ancienne et invétérée, le traitement a besoin d'être continué un peu plus long-tems, pour arriver à la guérison qui n'en est ni moins sûre ni moins radicale(2). Dans

---

contenant un verre ou un verre et demi, et munie d'une canule terminée en olive et percée de plusieurs trous : on les renouvelle deux ou trois fois par jour.

(1) M. de G. contracta il y a quinze mois une gonorrhée violente accompagnée d'envies fréquentes d'uriner, et de la sensation d'un fer rouge dans le canal de l'urètre. Il se mit de suite au Bol d'Arménie dont l'usage continué pendant sept jours seulement, l'a parfaitement guéri. Il a depuis joui d'une excellente santé.

M. X***, consul, sur le point de s'embarquer pour se rendre à sa destination, reconnut, à un léger écoulement accompagné de cuisson en urinant, le début d'une gonorrhée. Il eut de suite recours au Bol d'Arménie; en six jours tout symptôme avait disparu.

(2) M. D. serrurier en bâtimens, avait depuis trois mois une gonorrhée dont il n'avait pu se guérir par aucun moyen. A la suite de fatigues, l'écoulement devint très-abondant. Il était sur le point de contracter un mariage qui devait le mettre en possession d'un établissement avantageux. Il prit

tous les cas la dose est de douze bols par jour : quatre le matin , deux ou trois heures avant de déjeûner ; quatre dans la journée, deux heures avant ou après le repas ; et quatre le soir en se couchant, deux heures au moins après avoir mangé. Si l'on a l'habitude de souper , on pourra les prendre deux heures avant ce repas.

Les personnes d'une faible complexion peuvent n'en prendre que 9 par jour , également en trois fois.

Les Bols d'Arménie n'ont pas de saveur désagréable, on les avale aisément dans une cuillerée d'eau pure ou sucrée, ou enveloppées dans une hostie mouillée. Immédiatement après , on boit un verre d'eau

---

le Bol d'Arménie, et au bout de quatorze jours la guérison était radicale.

M. G. maître d'armes et ancien militaire avait eu plusieurs gonorrhées. Il en contracta une nouvelle au mois de mai 1831. Cette fois, l'affection se montra rebelle à tous les moyens ordinaires. M. G. tomba enfin entre les mains d'un charlatan qui lui donna une drogue tellement violente qu'elle enflamma l'estomac, provoqua des vomissemens et une diarrhée qu'on ne parvint à arrêter qu'au bout de six semaines. L'écoulement n'avait pas même diminué. Depuis ces accidens, le malade était resté sujet à des douleurs d'estomac, à des coliques habituelles, et à des digestions très-pénibles. Un de ses élèves lui parla du Bol d'Arménie dont lui-même avait fait usage. Il se décida à y avoir recours. Après l'emploi de quelques bains ,

pure ou édulcorée avec le sucre, le sirop de gomme, de guimauve, d'orgeat, etc.

Le plus souvent, au bout de trois ou quatre jours, on aperçoit une diminution très-notable dans la quantité de l'écoulement, ainsi que dans les autres symptômes. Les personnes robustes et qui remarqueraient que le remède n'opère pas suffisamment, peuvent porter la dose à quinze bols par jour, et même à dix-huit, toujours en trois fois. Nous ferons néanmoins observer qu'il est infiniment rare qu'on soit obligé d'aller jusqu'à ce nombre.

Lorsqu'il n'y a plus ni écoulement, ni douleur, ce qui arrive au bout de six à huit jours, on ne doit pas pour cela cesser de suite l'usage des Bols d'Arménie. Il convient, pour consolider la guérison, d'en prendre, pendant trois ou quatre jours, quatre matin et soir; et pendant quatre autres jours, quatre seulement, en une

---

il prit d'abord deux bols matin et soir, il en porta graduellement la quantité jusqu'à douze. Au bout d'un mois il ne lui restait plus qu'un léger suintement incolore. Le Bol d'Arménie continué encore trois semaines le fit disparaître entièrement.

Mademoiselle Eugénie D..... avait un écoulement qu'elle avait en vain combattu par divers moyens internes et externes. Il durait depuis huit mois quand elle se mit à l'usage du Bol d'Arménie, elle fut radicalement guérie en trois semaines.

seule fois , peu importe à quel instant de la journée .

Ensuite on abandonne tout traitement, et on reprend peu à peu son genre de vie ordinaire et ses habitudes.

Les Bols d'Arménie se prennent absolument de la même manière contre les fleurs blanches (1).

Les femmes doivent suspendre les bols pendant le fort de l'écoulement menstruel.

RÉGIME.

Pour obtenir du traitement un succès prompt et complet, il est utile d'observer dans son régime de vie quelques précautions.

---

(1) Une blanchisseuse âgée de trente ans, d'un tempérament lymphatique resta sujette à des fleurs blanches très-abondantes à la suite de sa première couche. Elle en fut délivrée entièrement par l'usage du Bol d'Arménie.

Mademoiselle de N*** avait été traitée dans son enfance pour une affection de poitrine ; sa santé était toujours demeurée languissante , elle avait des maux d'estomac presque continuels , des fleurs blanches abondantes, le teint pâle, et quoiqu'avec assez d'appétit, des digestions laborieuses. Elle prit les Bols d'Arménie au nombre de trois par jour , elle porta la dose à six et plus tard à neuf qu'elle continua pendant trois mois , en laissant de tems à autre, un intervalle d'une huitaine de jours. L'écoulement disparut complétement , les fonctions digestives se rétablirent ; en un mot , elle recouvra une santé parfaite, et qui , depuis plus d'un an, ne s'est point démentie.

Ainsi on doit manger un peu moins que
de coutume, s'abstenir de chaircuterie, de
salaisons, de ragoûts fortement épicés, de sa-
lades, de vin pur, de liqueurs spiritueuses et
de café à l'eau. On doit se préserver du froid
et de l'humidité par des vêtemens chauds ;
du reste, on peut vaquer à ses affaires.

Les malades doivent aussi s'abstenir du
coït, de la danse, des courses à pied ou à
cheval. Ils doivent pareillement éviter les
recettes banales et les remèdes de commères
qui produisent si souvent de funestes résultats. Il est prudent qu'ils portent un sus-
pensoir pendant toute la durée de la maladie.

Les bains ne sont pas indispensables ;
néanmoins on fera bien, si on le peut, d'en
prendre un avant de commencer le traitement, et d'y revenir de tems à autre pendant
sa durée. Ils devront être pris autant que
possible le soir, et toujours trois heures au
moins après avoir mangé. Ils ne doivent pas
être trop chauds surtout lorsqu'on y entre.
Sans cela, ils pourraient augmenter l'irritation et faire porter le sang à la tête ou à la
poitrine. Peu de tems après y être entré, on
pourra en augmenter la chaleur. On restera

dans le bain une heure, une heure et demie et même davantage, si l'on s'y trouve à son aise.

ACCIDENS DE LA GONORRHÉE.

Description et traitement.

Ils proviennent ordinairement de négligence de la part des malades.

Ces accidens sont : 1° Une cuisson et une douleur excessive dans le canal de l'urètre; 2° Une rétention d'urine complète ou incomplète; 3° Des irritations et érections presque continuelles, et d'autant plus douloureuses que l'engorgement du canal ne lui permet pas de s'allonger autant que la verge, de sorte qu'elle reste courbée en dessous (chaudepisse cordée); 4° Des hémorragies ou pertes de sang par le méat urinaire; 5° Le gonflement des testicules, désigné vulgairement sous le nom de chaudepisse tombée dans les bourses; 6° Enfin, des douleurs de reins ou de bas-ventre.

Dans tous ces cas, on doit suspendre les Bols d'Arménie ou en différer l'usage jusqu'à ce que la violence des symptômes soit modérée, et avoir recours au traitement tempérant.

Le traitement tempérant consiste à diminuer la quantité des alimens en proportion
de l'irritation ; à s'abstenir presque entièrement de viandes ; à éviter la fatigue et tout
ce qui est capable d'échauffer ; à boire dans
la journée quelques verres d'une boisson
adoucissante, telle que l'eau de gomme,
l'eau d'orge, de chiendent (1), ou, à leur
défaut, de l'eau légèrement sucrée ; à prendre des bains tièdes, (*Voir, page* 23), ou
à leur défaut, *des bains de siège ;* à baigner
les parties douloureuses avec de la décoction
tiède de guimauve et de tête de pavôt, ou
simplement avec de l'eau et du lait ; à les
recouvrir de cataplasmes tièdes préparés
avec de la mie de pain, ou de la farine de
lin et de l'eau ; à prendre, s'il se peut, des
avemens ou des demi-lavemens, soit avec
de la décoction de graine de lin, soit avec

---

(1) On peut remplacer avec avantage ces diverses tisanes
par la *Poudre tempérante* ou *poudre tisane*. Cette poudre convient dans tous les cas d'échauffement, d'irritation ou d'inflammation. Il suffit d'en faire dissoudre un paquet dans un
litre d'eau, pour obtenir à l'instant une boisson agréable et
salutaire. La poudre tempérante se trouve, ainsi que le Bol
d'Arménie et le vin de Salsepareille, à la pharmacie Ch.
Albert, rue Montorgueil n° 24, au premier.

dé l'eau simple à laquelle on ajoute une ou deux cuillerées d'huile d'olives.

Si l'irritation est violente, on joint à ces moyens l'application des sangsues au voisinage de l'endroit douloureux, au nombre de 12 à 20, suivant la force du sujet. Cette application pourra être renouvelée une deuxième et même une troisième fois s'il en est besoin.

Si le mal existe dans le canal de l'urètre, les sangsues se mettent au-devant de l'anus, et chez la femme à l'entrée du vagin. On les applique aux aînes pour les inflammations des testicules ; dans les douleurs de reins et de bas-ventre, il convient de les placer à cette dernière partie ou au fondement.

Lorsque les accidens sont calmés, on prend les Bols de la manière indiquée page 20 (1).

---

(1) M. le comte L*** contracta une gonorrhée. Il n'en continua pas moins de faire des promenades à cheval, à fréquenter la société et à s'y abandonner aux plaisirs de la table comme auparavant ; aussi son affection s'accrut-elle et prit-elle bientôt un caractère alarmant. Il fut en proie à des envies fréquentes d'uriner, à des douleurs atroces dans le canal de l'urètre, et à tous les symptômes de la chaudepisse cordée, accompagnés d'une fièvre violente et d'hémorragies par la

MALADIES SECRÈTES DE LA SE-CONDE CLASSE.

PROPRIÉTÉS CURATIVES DU VIN DE SALSEPAREILLE.

Après avoir soumis la salsepareille à toutes les épreuves chimiques, pharmaceutiques et

---

verge. Je fis faire au malade des applications de sangsues au périnée (intervalle qui sépare l'anus de la verge), je lui fis prendre des bains tièdes, et envelopper la verge de cataplasmes de farine de lin, et lui prescrivis le repos, la diète et la tisane de gomme arabique. Au bout de quatre jours, il put se mettre à l'usage du Bol d'Arménie qui le conduisit à une guérison parfaite.

M. L., architecte, âgé de vingt-six ans, d'un tempérament robuste, était atteint d'une violente gonorrhée, Il eut l'imprudence de faire douze lieues à cheval. Le jour même, l'écoulement se supprima ; le testicule gauche devint très-douloureux. Le lendemain il avait acquis le volume du poing. Nous lui fîmes faire une application de quinze sangsues qu'il renouvela le lendemain, Il garda le lit, mit sur le testicule des cataplasmes de farine de lin et de tête de pavots, prit des lavemens et des bains de siège; au bout de cinq jours le gonflement et les douleurs avaient presque entièrement disparu. Il se mit à l'usage du Bol d'Arménie ; quinze jours après, la guérison était parfaite.

médicales, nous avons reconnu que cette racine, préparée au vin de Calabre par des procédés qui nous sont propres et auxquels nous ne sommes parvenus qu'après des recherches longues et dispendieuses, jouissait d'une efficacité supérieure à tous les moyens employés jusqu'à ce jour contre les accidens syphilitiques.

En effet, on conçoit aisément qu'une maladie comme la syphilis dont l'action prolongée sur l'économie, altère et épuise les constitutions les plus robustes, réclamait un traitement qui fût en même tems tonique et dépuratif.

Nous nous sommes assurés que nulle autre substance ne possédait réunies les propriétés dissolvantes, douces, anodines et toniques que le vin vieux de Calabre possède à un degré qui le rend éminemment propre à se saturer des élémens dépuratifs de la salsepareille, et à en augmenter la vertu curative.

Des expériences multipliées ont été faites par un grand nombre de médecins, à l'aide de cette préparation, dans des affections opiniâtres, et qui, malgré les traitemens les plus vantés, avaient épuisé les forces des malades et les avaient conduit aux portes du tombeau. Dans tous ces cas, les accidens n'ont pas tardé à diminuer, et peu à peu les forces, l'embonpoint, la fraîcheur et les autres signes d'une santé parfaite, ont suc-cédé aux symptômes les plus alarmants.

Avant cette découverte, on avait à dé-sirer un moyen qui agit également sur toutes les constitutions, qui fut sûr dans ses effets, qui fut exempt des inconvéniens qu'on reprochait avec justice aux prépara-tions mercurielles, sudorifiques et autres.

Aujourd'hui, on peut regarder comm résolu le problême d'un remède simple, facile, et nous pouvons le dire sans exagéra-tion, infaillible contre toute infection syphi-litique, quelque ancienne et invétérée qu'elle soit (1).

Les dartres, boutons, rougeurs, déman-geaisons, etc., soit qu'elles dérivent du vice syphilitique dégénéré ou transmis par l'hé-

---

(1) Mademoiselle Virginie B***, femme de chambre, était, depuis trois ans, atteinte de syphilis ; elle n'avait osé en faire confidence à personne. La maladie avait fait des pro-

rédité comme cela arrive le plus souvent, soit qn'elles proviennent de toute autre cause héréditaire ou accidentelle, ne peuvent être combattues par un moyen plus efficace que le vin de salsepareille; elles cèdent constamment à son usage, car il tient le premier rang parmi les dépuratifs.

AVANTAGES DU VIN DE SALSEPAREILLE SUR LES AUTRES PRÉPARATIONS ANTI-SYPHILITIQUES.

1° Il n'occasione jamais la salivation ; et, loin de causer l'ébraulement des dents et la chûte des cheveux, il remédie au contraire, par son action tonique, aux accidens de ce genre, quand ils ont été produits par des imprudences ou par des traitemens peu convenables; 2° Il ne porte aucune atteinte fâcheuse sur les nerfs, souvent même il a fait cesser la paralysie, les tremblemens, l'amaigrissement du corps, l'épuisement

---

grès et avait altéré toute la constitution. Il était survenu des ulcérations à la gorge. La voix était rauque, l'haleine fétide, diverses parties du corps se couvraient de boutons pustuleux, qui se convertissaient en croutes verdâtres. Elle a été guérie en deux mois et demi par le vin de Salseparcille, et depuis elle n'a cessé de jouir d'une bonne santé.

général et autres acciden₄ occasionés par le mercure qu'il chasse complètement du corps; 3° Il fait disparaître, en même tems que la syphlis, les accidens auxquels on se trouvait assujetti antérieurement, lorsqu'ils sont entretenus par un vice dans le sang; 4° Les symptômes guéris par son usage ne sont pas susceptibles de se reproduire ; 5° Il n'est pas échauffant, et n'astreint à aucun régime sévère ; 6° Sa saveur n'est pas désagréable ; 7° Il fortifie la constitution ; 8° Il peut se prendre en toute saison, en secret et même en voyage· 9° Il améliore constamment les digestions ; 10° Son action est tellement douce, qu'il se donne avec le même succès aux enfans et aux vieillards, aux personnes qui ont la poitrine délicate, aux nourrices et à toutes les époques de la grossesse; 11° Il guérit ordinairement avec promptitude; 12° Il est inaltérable par le tems.

ÉNUMÉRATION ET SIGNALEMENT DES DIVERSES FORMES DE LA MALADIE VÉNÉRIENNE, DÉSIGNÉE ÉGALEMENT SOUS LE NOM DE SYPHILIS.

1° *Chancres* ou *ulcères* : Ce sont des excavations plus ou moins étendues qui ont leur siège aux parties génitales des deux sexes , à la bouche , au nez , au voile du palais , à l'anus , etc.

2° *Phymosis.* Resserrement du prépuce , de manière à empêcher de découvrir le gland.

3° *Paraphymosis.* Étranglement du gland par le prépuce.

4° *Rhagades.* On appelle ainsi des cre-vasses ou gerçures profondes qui existent au pourtour de l'anus.

5° *Bubons* ou *poulains.* Ils consistent dans le gonflement et l'inflammation des glan-des. Le plus souvent ils ont leur siège au pli de l'aine , d'autres fois aux aisselles , au col , etc.

6° *Végétations ou excroissances véné-riennes.* Elles se développent aux parties sexuelles , au pourtour de l'anus , rare-ment ailleurs. On les nomme poireaux , choufleurs , verrues , crêtes de coq , etc. , suivant leur forme.

7° *Táches cuivreuses ou violacées de la peau ; éruptions crouteuses, pustuleuses , écailleuses* , etc. Elles se manifestent sur toutes les parties du corps , surtout à la poitrine. Elles sont fréquemment accompagnées de démangeaisons, de prurit, de fourmillement, de chaleur, ou de tension à la peau.

8° *Douleurs vénériennes.* Elles ont pour caractère presque constant d'occuper la partie moyenne des membres, et de sembler être fixées dans l'intérieur des os. Quelquefois cependant elles ont lieu dans les articulations. Souvent elles sont plus vives la nuit que le jour.

9° *Exostoses*, *carie des os.* Elles consistent dans le gonflement des os, dans leur ramollissement et leur ulcération.

10° Le virus vénérien peut encore déterminer des suintemens d'oreilles, la dureté de l'ouïe, l'inflammation de l'œil, la rougeur des paupières, la chute des cils, la perte de l'odorat, la fétidité de l'haleine, etc., etc.

Quand la maladie vénérienne exerce ses ravages sur les organes internes, elle jette le trouble dans les fonctions les plus importantes, et donne lieu aux plus graves désordres. Ainsi on l'a vue produire des douleurs de tête opiniâtres, la perte de la mémoire, l'idiotisme, le catarrhe bronchique , l'oppression , des palpitations de cœur , l'anévrisme , l'altération des fonctions digestives , la gastrite, la difficulté d'uriner , des ulcères à la matrice , et autres accidens.

La maladie vénérienne peut, au bout d'un certain nombre d'années ; se transformer en un principe morbifique susceptible de donner lieu à des dartres , à des douleurs vagues , à l'alopécie ou chûte des cheveux, à l'affaiblissement des organes de la génération , à une vieillesse précoce , à la paralysie , etc., etc.

Tous les symptômes que nous venons de mentionner peuvent être le résultat de la maladie *vénérienne invétérée* , soit qu'elle ait été négligée , soit qu'elle ait été mal guérie. Mais lorsqu'elle est *nouvelle* , elle attaque le plus ordinairement les parties qui ont été exposées à la contagion, et ne se présente que sous l'aspect de bubons , de rhagades , de végétations et de chancres qui quelquefois sont accompagnés de phymosis ou de paraphymosis.

COMPLICATION DE LA MALADIE VÉ-NÉRIENNE AVEC LA GONORRHÉE.

La maladie vénérienne peut se compli quer de gonorrhée, ce qu'on reconnaît à l'existence simultanée d'un écoulement avec un ou plusieurs des symptômes que nous venons de signaler.

Quelquefois il arrive que des chancres existent dans le canal de l'urêtre en même tems que la gonorhée. On doit être attentif à cette complication que l'on peut nommer gonorrhée chancreuse, et qui se reconnaît à une douleur fixe dans un ou plusieurs point du canal de l'urêtre, laquelle devient plus manifeste pendant l'émission des urines. Chez la femme, des écoulemens leu-corrhëiques peuvent aussi être compliqués de chancres situés dans le vagin, à 5 ou 6 pouces de profondeur.

Lorsqu'on n'a pas, dans le principe, por une attention suffisante pour reconnaître ces complications, on peut, plus tard, ac-quérir la preuve qu'elles existaient. Car alors, après avoir guéri la gonorrhée par le Bol d'Arménie, il reste un léger suintement aunâtre, avec ou sans douleur, et qui vient des chancres de l'urètre ou du vagin. Il faut dans ce cas se mettre à l'usage du vin de salsepareille.

Toutes les fois que la maladie vénérienne existe en même tems que la gonorrhée, il faut détruire la maladie vénérienne par le vin de salsepareille, qui le plus ordinairement guérit aussi l'écoulement. Cependant si ce dernier n'avait pas totalement disparu, on devrait recourir au Bol d'Arménie(1).

HÉRÉDITÉ DE LA MALADIE VÉNÉRIENNE.

Lorsque la maladie vénérienne a été transmise par la génération ou par l'allaitement, elle peut offrir une des formes indiquées

(1) M. le vicomte D... fut atteint, dans le mois d'avril 1832, d'une gonorrhée très-intense. Pendant l'émission des urines, il lui semblait qu'un fer rouge traversait le canal de l'urètre. Une ardeur brûlante se faisait sentir à la partie antérieure du canal et augmentait lorsqu'on pressait la verge. Ces symptômes annonçant des chancres dans l'intérieur du canal de l'urètre, M. le vicomte D... fut mis à l'usage du vin de salsepareille. Au bout de trente-quatre jours, il ne restait plus qu'un léger suintement sans aucune douleur. Il en fut guéri en six jours par les Bols d'Arménie.

M. V***, ancien militaire, fut atteint en 1842 d'une go-

plus haut ; mais le plus ordinairement elle
reste dans le sang, s'y modifie, et dégénère,
soit en vice herpétique qui cause diverses
éruptions; soit en scrofules ou humeurs
froides; soit en rachitisme, d'où résultent
le gonflement et la courbure des os, la dé-
viation de l'épine dorsale et autres diffor-
mités (1).

---

norrhée accompagnée de vives douleurs à la partie posté-
rieure du canal, lesquelles annonçaient l'existence de chancres à cette partie. Il fit un traitement anti-syphilitique, et
eut, pendant seize ans, une santé passable. Au bout de ce
tems il vint des boutons à la poitrine, à la tête, au dos et
au ventre ; ces boutons se changèrent bientôt en croûtes
jaunâtres et verdâtres, qui donnaient à la figure surtout un
aspect hideux, et contre lesquels les bains, les fumigations
et les anti-dartreux de toute espèce demeurèrent sans effet.
Dix-huit flacons de vin de Salsepareille, pris dans l'espace de
trois mois, firent disparaître complètement cette fâcheuse
affection. Depuis deux ans que la guérison a eu lieu, la santé
de M. V*** a toujours été excellente.

(1) M. L. avait un enfant qui, pendant la première année
de sa vie, avait eu la plus belle apparence de santé. Vers sa
sixième année, des glandes se manifestèrent au col; le ventre
se tuméfia et devint douloureux ; le petit malade eut de la
toux et de l'oppression ; il devint taciturne. Divers remèdes
employés pendant plus d'un an, demeurèrent impuissants
contre ces fâcheux symptômes. Le père était en proie aux

INSTRUCTION SUR LE TRAITEMENT DES MALADIES DE LA SECONDE CLASSE PAR LE VIN DE SALSEPA-REILLE.

Pendant les deux premiers jours, on prend le matin, en se levant, une cuillerée à soupe ordinaire du vin de salsepareille ; pendant deux autres jours, deux cuillerées, une le matin, l'autre le soir en se couchant; les quatre jours suivants, trois cuillerées, une le matin et deux le soir ; ensuite, pendant le reste du traitement, quatre cuillerées, deux le matin et deux le soir.

Les personnes d'un tempérament robuste, et sur qui les remèdes agissent difficilement peuvent, après les quinze premiers jours du

---

plus vives inquiétudes. Une éruption qui lui survint à la poitrine sur ces entrefaites, lui fit penser qu'il pouvait bien ne pas avoir été parfaitement guéri d'accidens syphilitiques qu'il avait eus dans sa jeunesse, et l'éclairer sur la nature de la maladie de son fils. Il lui fit prendre le vin de salsepareille et en prit aussi lui-même. Il eut la satisfaction de se débarrasser de ses accidens et de voir son enfant recouvrer un état parfait de santé.

traitement, élever la dose à six cuillerées, trois le matin et trois le soir, ou ce qui est préférable, deux le matin, deux dans la journée et deux le soir.

Les enfans qui ont contracté la syphilis par l'hérédité ou par l'allaitement peuvent, même à la mamelle, faire usage du vin de salsepareille. La dose jusqu'à trois ans, est, suivant leur force, de deux à trois cuillerées à café en deux ou trois fois dans la journée.

De trois à huit ans, on en donne de quatre à six cuillerées à café en deux ou trois fois.

De huit à douze ans, deux cuillerées à bouche, une le matin et une le soir.

Les enfans de douze à seize ans, de même que les personnes d'une faible complexion ou d'une grande susceptibilité nerveuse, ne doivent en prendre que trois cuillerées, une le matin, une dans la journée et une le soir. La cuillerée de la journée peut, si cela paraît plus commode, être réunie à celle du matin ou à celle du soir.

Chaque dose doit être délayée dans trois fois autant d'eau froide ou tiède, ainsi pour

deux cuillerées on mettra six cuillerées
d'eau, on peut aussi prendre le vin de salsepareille pur, et boire par dessus un demi-
verre d'eau.

On doit, autant que possible , prendre
le vin de salsepareille, une heure au moins
avant , ou deux heures après le repas.
Quand on a l'habitude de souper, on peut
prendre la dose du soir une ou deux heures
auparavant.

Pour la cure radicale des maladies récen-
tes , cinq flacons suffisent ordinairement.
Pour les maladies anciennes , héréditaires ,
dégénérées et rebelles, il faut de huit à
dix flacons , rarement plus.

Lorsqu'on a de la fièvre ou quelqu'autre
indisposition, on suspend le traitement pendant quelques jours, ensuite on le reprend
d'une manière graduée , comme on l'a fait
en commençant.

Pendant l'emploi du vin de salsepareille,
il n'est pas nécessaire de faire usage de tisane , il est bon cependant de boire chaque
jour trois à quatre verres d'eau légèrement
sucrée, ou de l'une des boissons rafraî-
chissantes indiquées page 28.

Après la disparution complète de tous les symptômes, il est prudent de continuer encore le traitement pendant une quinzaine de jours. On doit ensuite se purger deux fois à un jour ou deux d'intervalle, soit avec une once de sel d'epsom dissous dans trois verres d'eau, à boire le matin de bonne heure, à une demi heure l'un de l'autre, soit avec tout autre purgatif.

Quand la maladie vénérienne est dégénérée en dartres, en humeurs froides ou en rachitisme (courbure des os), la purgation doit être renouvelée une fois tous les vingt jours, pendant toute la durée du traitement. Dans ces cas, les boissons les plus convenables pour hâter la guérison, sont l'infusion de houblon, la décoction de fumeterré, et la tisane de patience et de bardane. On peut boire dans la journée trois à quatre verres de l'une ou de l'autre de ces tisanes, ou en faire usage aux repas avec un quart ou un tiers de vin rouge. (1)

_____

(1) *Infusion de houblon.* Une forte pincée de fleurs de houblo dans un litre d'eau bouillante. On laisse infuser pendant dix minutes.

Décoction de fumeterre : Une petite poignée de cette plan²

RÉGIME.

Le régime qu'il convient de suivre pendant l'usage du vin de salsepareille est le même que celui qui est indiqué dans le traitement de la gonorrhée, voir page 22.

DES DIVERS ACCIDENS QUI PEUVENT EXIGER L'EMPLOI DE QUELQUES MOYENS ACCESSOIRES.

Les plus fréquents sont des douleurs vives et l'inflammation des parties malades. Dans ces cas on doit recourir au traitement tempérant (voir page 25). Aussitôt que l'irritation est apaisée, on doit faire usage du vin de salsepareille.

Lorsque, dans les bubons, l'inflammation est portée à un certain degré, ils se terminent ordinairement par la suppuration. Alors, il est avantageux qu'ils percent d'eux-mêmes. On les comprime ensuite lé-

---

qu'on fera bouillir dans un litre d'eau pendant cinq minutes.

Tisane de patience et de bardane : Une demi-once de chacune de ces racines fendues en quatre. On fait bouillir le tout en semble dans un litre d'eau pendant vingt minutes.

gèrement pour faire sortir la matière púrulente. On introduit dans la petite ouverture une mèche de charpie pour qu'elle ne se referme pas trop tôt. On recouvre le tout avec de la charpie enduite de cérat. S'il reste encore du gonflement et de la dureté à la base, les cataplasmes de farine de lin doivent être continués pendant quelques jours.

Quand les bubons sont peu douloureux et presque stationnaires, on y applique un emplâtre de Vigo. Si malgré cela leur volume continue d'augmenter, c'est une preuve qu'ils tendent à la suppuration ; on doit la hâter par des cataplasmes maturatifs préparés avec des oignons cuits sous la cendre ou avec partie égale d'oseille cuite et de farine de lin. Après qu'ils sont percés, on se conduit comme nous venons de le dire ; et si la cicatrisation se fait attendre trop longtems, on les panse avec du cérat mêlé d'un dixième d'alun calciné.

Chez les sujets lymphatiques, il arrive quelquefois que les végétations et les chancres ne marchent que très-lentement vers la guérison, quoique le traitement ait détruit le virus en tout ou en partie. On doit, dans ce cas, lorsqu'on est arrivé à-peu-près au milieu du traitement, toucher les végétations avec un petit morceau d'alun, deux ou trois fois par jour, et les chancres, une fois seulement tous les deux jours,

Quelquefois la membrane interne du conduit urinaire se gonfle, se durcit, ou bien, il s'y développe des fongosités qui causent le rétrécissement de ce conduit, et s'opposent au libre écoulement des urines. Cet accident ne survient que chez ceux qui ont négligé de se traiter, ou qui ont eu recours à des palliatifs ou autres mauvais traitemens offerts de tous côtés par le charlatanisme à la crédulité publique. Il devient alors indispensable de faire usage de bougies, en même tems qu'on détruit le vice syphilitique par l'emploi du vin de salsepareille.

Les personnes sujettes aux coliques ou à la constipation ne doivent pas négliger l'usage des lavemens. On augmente leur vertu adoucissante et laxative en y ajoutant quelques cuillerées d'huile d'olives.

Nous croyons devoir, dans l'intérêt des
malades, les prémunir ici contre les dangers des onguens, pommades et autres to-
piques prônés par l'ignorance et la cupidité,
pour guérir les dartres et autres maladies
cutanées ; car lorsqu'elles ne proviennent
pas de la syphilis dégénérée par son long
séjour dans l'économie animale, ou plus
ou moins dénaturée par la transmission héréditaire, elles ont toujours pour cause,
un principe qui est dans le sang. Tous les
médecins et les personnes sensées savent
bien que les moyens externes ont pour effet
de répercuter l'humeur dont la nature
cherche à se débarrasser. Aussi les dartres
et autres affections dont le germe n'est pas
détruit, reparaissent tôt ou tard, ou produisent de funestes acciders en se portant
sur les poumons, sur l'estomac ou sur quelqu'autres organes essentiels à la vie. Dans
ces circonstances, il faut se hâter de recourir au vin de salsepareille, dont l'usage
suffisamment prolongé fait disparaître pour
toujours, les accidens en détruisant le
mal dans sa racine (1).

_____

(1) Une dame du Havre, d'après l'avis de son médecin,

CAS QUI EXIGENT L'EMPLOI DU VIN DE SALSEPAREILLE, QUOIQU'IL N'EXISTE AUCUN SIGNE D'AFFECTION VÉNÉRIENNE.

L'observation prouve tous les jours que le virus vénérien peut rester pendant un tems fort long dans l'économie sans donner aucun signe de son existence. Cela a lieu dans plusieurs circonstances, notamment dans les suivantes :

1º Lorsqu'entretenu dans une fausse sécurité par la légéreté apparente du mal, ou retenu par une fausse honte, on n'a pas fait de traitement et que les symptômes ont disparu d'eux-mêmes.

2º Quand on a eu recours à de mauvais

---

vint à Paris deux années de suite prendre des bains et des douches à Tivoli, pour combattre une éruption dartreuse qui s'était développée aux oreilles et au visage, et qui menaçait d'envahir les yeux. Chaque fois, elle obtint une légère amélioration ; mais dès qu'elle cessait, la phlegmasie dartreuse s'étendait de nouveau. Son docteur, ayant eu connaissance des effets avantageux de notre méthode, l'engagea à nous consulter. Nous reconnûmes que cette éruption avait une cause vénérienne, nous lui prescrivîmes le vin de Salsepareille, qui lui procura une guérison radicale.

traitemens ou à des palliatifs qui n'ont fait que *blanchir*, comme on le dit vulgairement, c'est-à-dire, qui ont affaibli le principe morbifique sans en extirper le germe.

3° Enfin quand on a cohabité avec une personne malsaine, et que l'on a participé à l'infection, mais que le corps ne se trouvant pas disposé au développement du virus, celui-ci est resté dans le sang.

Dans tous ces cas, il ne faut qu'un changement quelconque apporté dans l'économie, soit par l'âge, soit par des affections morales, soit par la manière de vivre, etc., pour que les accidens éclatent à l'extérieur ou à l'intérieur. Ils sont pour l'ordinaire d'autant plus redoutables que le virus est resté caché et comprimé plus longtems.

On sent, d'après cela, combien il importe, avant de s'engager dans les liens de mariage, de purifier le sang de tout principe vénérien, toutes les fois que l'on s'est trouvé exposé à une infection vérolique, et qu'on n'a eu recours qu'à ces demis traitemens incapables d'extirper le mal jusqu'à sa racine, ou qu'on n'a pas apporté dans le traitement les précautions et l'exactitude convenables.

En suivant cette règle de conduite dictée par la prudence, on n'est pas exposé à voir renaître, au bout d'un tems plus ou moins long, des symptômes dont le germe est resté dans le sang, à le communiquer à son épouse, à les transmettre à ses enfans en même tems que la vie, enfin à compromettre la paix du ménage et à empoisonner le bonheur de toute son existence. Le vin de salsepareille est d'autant plus convenable dans cette circonstance que ne contenant aucune substance minérale ou corrosive, il ne peut nuire à la constitution, et qu'il augmente constamment l'appétit, les forces, la fraîcheur, et l'embonpoint.

EXTRAITS DE CORRESPONDANCE.

Monsieur,

Le vin de Salsepareille et le bol d'Arménie sont deux découvertes importantes dont vous avez enrichi l'art de guérir. J'en ai obtenu les plus prompts et les plus heureux résultats dans beaucoup de cas où tous les autres moyens avaient échoué. Je regarde donc comme un devoir de les propager,

autant que je le pourrai, et à engager mes confrères à en faire
usage dans leur pratique.

Jersey, le 15 novembre 1823.   FONZI , médecin

Ancien professeur à l'université de Pavie.

Rennes, le 10 août 1833.

MONSIEUR,

J'ai employé l'année dernière , avec beaucoup de succès,
votre Bol d'Arménie pour une gonorrhée dont j'étais atteint.

Ayant attrapé , depuis huit jours , plusieurs chancres à la
verge , je viens vous prier de m'envoyer six flacons de votre
vin de Salsepareille. Je pense que c'est le remède qui convient
pour le cas où je me trouve. Je vous adresse un mandat de la
poste de 36 francs, pour le paiement de ces flacons.

N***.

Du même,

Rennes, le 18 septembre 1833.

MONSIEUR ,

J'ai pris cinq flacons des six que vous m'avez envoyés , ma
guérison est bien avancée , peut-être que deux à trois flacons
me seraient suffisants, mais étant sur le point de me marier ,
je ne veux pas faire les choses à demi , et je désire me bien
purifier le sang. Je vous prie, en conséquence, de m'adresser
encore six flacons de votre vin de Salsepareille , que je vous
solde en un mandat de 36 fr. sur la poste.   N....

MONSIEUR , .

De vieux camarades de garnison m'ont appris les succès
qu'ils ont obtenus de l'usage de votre vin de salsepareille pour
des maux qui avaient la même cause que les miens. Je pense

que ce remède ne peut manquer de me faire recouvrer la santé après laquelle j'aspire depuis bien longtems. Je désire néanmoins avant d'en faire usage avoir votre avis.

Voici ma position : J'ai 43 ans, je suis d'une forte constitution, mais j'ai beaucoup maigri depuis deux ans; je n'ai eu que quelques chancres en 1819, et une gonorrhée en 1820. Cependant c'est au principe vénérien que MM. Larrey, Dupuytren, Cullerier et Boyer que je suis venu consulter il y a deux ans, attribuent tous les accidens dont je suis atteint. J'éprouve des douleurs dans les membres, souvent elles m'empêchent de dormir ; j'ai au dessus de l'œil droit une grosseur très-dure et qui depuis près d'un an n'a cessé de faire des progrès; j'ai aussi de fréquens maux de gorge qui s'accompagnent de petits chancres peu douloureux, mais ce qui m'inquiète le plus c'est que le testicule gauche est douloureux et engorgé au point que M. Boyer m'a proposé l'opération.

Si vous pensez que dans cet état votre vin de salsepareille puisse me guérir, je vous prie de me faire adresser par la diligence, 8 flacons, pour le prix desquels je vous envoie un bon de 48 sur la poste.

Metz, le 2 septembre 1833.

A. M.

Du même.

Monsieur le Docteur,

J'ai la grande satisfaction de vous annoncer que tous les accidens que j'avais ont beaucoup diminué, le testicule n'est pas moitié de ce qu'il était, il en est de même de mon exostose au front. Comment concevoir qu'un remède si simple, ait tant de vertu, tandis que j'ai fait un si grand nombre de traite-

mens mercuriels et autres, sans en éprouver le moindre bien.
Votre sublime découverte n'est pas assez connue. Combien de
malheureux languissent dans la douleur et sans espérance,
faute de savoir qu'il existe un remède capable de les rappeler à
la vie.

J'ai commencé mon huitième flacon, je pense qu'il m'en
faudra bien encore un pareil nombre, et vous prie de me les
xpédier sans délai.

Ajoutez 3 boîtes de vos bols d'Arménie, pour mon ami le
colonel B..., qui depuis deux ans, ne peut se débarrasser d'une
gonorrhée qui l'incommode plus qu'elle ne le fait souffrir,
mais qui l'inquiète parce que depuis plusieurs mois il urine avec
moins de facilité que de coutume.

Metz, le 15 novembre 1833.

A. M.

Du même.

Mon cher Docteur,

Je suis à mon dernier flacon de votre précieux remède; tous
mes amis sont surpris du changement qui s'est opéré dans ma
personne et m'en félicitent; j'ai repris toute la fraîcheur, l'embonpoint et les forces que j'avais à 30 ans; j'ai un excellent
appétit et digère parfaitement, aussi je vous avoue que je suis
bien impatient de ne plus être au régime. Il ne me reste plus
au testicule qu'une petite grosseur du volume d'une noisette,
elle ne me fait aucunement souffrir; mais je tiens à la voir
disparaître. Obligez moi, je vous prie, de me faire expédier
de suite 4 ou 6 flacons, selon que vous le jugerez convenable,

Le montant vous en sera remis par le porteur de la présente, qui a bien besoin de vos conseils et de vos remèdes.

Agréez l'assurance de ma reconnaissance qui ne finira qu'avec la vie que je vous dois.

Metz, le 3 janvier 1833.

A. M.

A Monsieur le Docteur Albert,

Je ne puis résister au désir de vous exprimer ma reconnaissance pour les effets miraculeux que j'ai obtenus de l'usage de votre vin de Salseparielle.

Depuis huit ans, je cherchais en vain du soulagement dans ma malheureuse position, je n'ai pu en obtenir par les soins de MM. B... et L..., médecins de l'hôpital Saint-Louis, de M. L..., médecin de l'hôpital de la Charité, de M. C... et autres médecins distingués qui m'ont jugé incurables. Aujourd'hui grâce au vin de Salseparcillé, je suis parfaitement guéri, et je me trouve dans un état de santé qui ne me laisse rien à désirer.

Je suis, M. le Docteur, etc.

JOSEPH-MARIE B. L.

Vu pour légalisation, LE MAIRE du 1er arrondissement de Paris,

LEFORT, officier de la Légion- d'Honneur.

Vu par le préfet du département de la Seine, conseiller d'État,

COMTE DE RAMBUTEAU.

Il est heureux pour l'humanité que des maladies qui, jusqu'alors étaient soumises à des traitemens longs, incertains et souvent dangereux, puissent aujourd'hui, à l'aide d'une méthode simple et peu coûteuse, être guéries radicalement, avec promptitude et facilité, et toujours avec un avantage marqué pour la constitution.

PARIS. — Imprimerie Goetschy fils et Comp., rue Louis-le-Grand, N. 35.

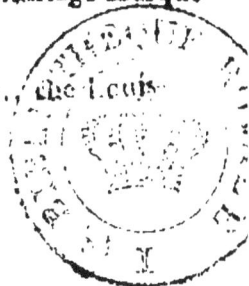

.